AF299136

DE
LA PÉRIARTHRITE

SCAPULO-HUMÉRALE

PAR

Émile GAUTHIER,

Docteur en médecine de la Faculté de Paris,
Ancien externe des hôpitaux de Paris.

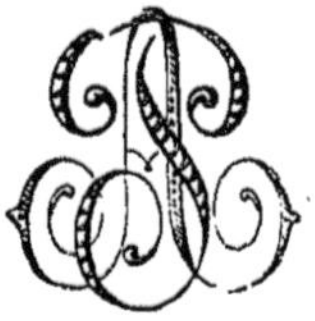

PARIS

A. PARENT, IMPRIMEUR DE LA FACULTÉ DE MÉDECINE
Rue Monsieur-le-Prince, 31

1875

DE

LA PÉRIARTRHITE

SCAPULO-HUMÉRALE

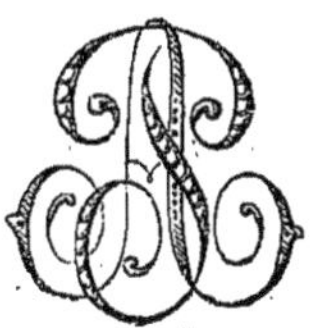

A. Parent, imprimeur de la Faculté de Médecine, rue Mr-le-Prince, 31

DE

LA PÉRIARTHRITE

SCAPULO-HUMÉRALE

PAR

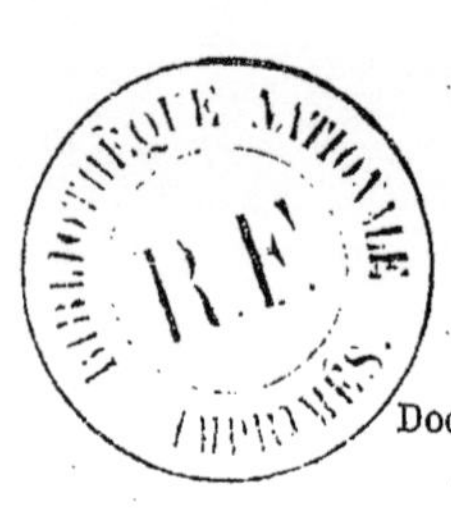

Émile GAUTHIER,

Docteur en médecine de la Faculté de Paris,
Ancien externe des hôpitaux de Paris.

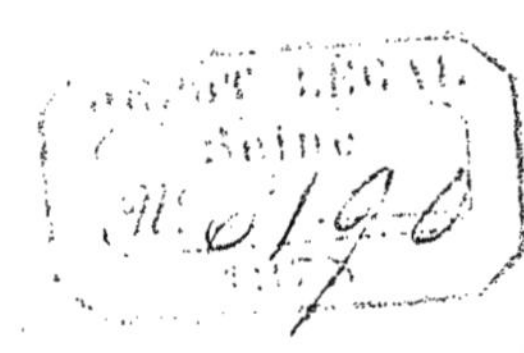

PARIS

A. PARENT, IMPRIMEUR DE LA FACULTÉ DE MÉDECINE
Rue Monsieur-le-Prince, 31

1875

DE

LA PÉRIARTHRITE

SCAPULO-HUMÉRALE

Très-souvent on a l'occasion de se trouver en face d'une affection de l'épaule simulant l'ankylose incomplète de l'articulation scapulo-humérale, et pouvant induire en erreur le chirurgien. Cette affection que je me propose de décrire dans cette thèse, observée et indiquée pour la première fois par le professeur Jarjavay, est la périarthrite.

Qu'il me soit permis avant de commencer cette étude, de témoigner ici ma reconnaissance à mes maîtres dans les hôpitaux, et tout spécialement à MM. Duplay et Guyot.

La périarthrite scapulo-humérale est l'inflammation de la bourse séreuse sous-acromio-deltoïdienne, inflammation qui peut se propager et se propage au tissu conjonctif ambiant, donnant lieu à des tranformations fibreuses de ce tissu.

M. Duplay, le premier, a nettement décrit et fait connaître cette affection : « De la périarthrite scapulo-humérale et des raideurs de l'épaule qui en sont la conséquence » (*Archives générales de médecine*, novembre 1872).

Cowper a parlé de la luxation du tendon de la longue portion du biceps huméral—*Myotomia reformata*. Un cas extraordinaire, dit-il, s'est présenté dans notre pratique, etc. : il avait eu affaire à une périarthrite, comme l'on peut s'en convaincre en lisant ce qu'il en dit.

Bromfield (*Chir. obs. and Cases*, vol. II, p. 76, 1773) ose affirmer que quelques chirurgiens ont vu par suite de la luxation du tendon de la longue portion du biceps hors de sa coulisse, une immobilité de l'épaule avec douleurs très-violentes, qu'ils avaient fait cesser en imprimant à la tête de l'humérus des mouvements de rotation dans divers sens.

Monteggia, 1813-1816, cite le fait d'une femme qui étant soutenue par le bras, au moment de faire une chute, éprouva une forte douleur à la partie supérieure de ce membre, douleur qui ne cessa qu'au moment où cette femme sentit revenir à sa place quelque chose de déplacé. Cette femme eut bien souvent depuis un semblable accident. Chaque fois qu'elle ressentait de nouveau de la douleur dans ce point, elle appuyait la main correspondante sur l'épaule d'une autre personne, et dans cette attitude élevée du bras, en relâchant peut-être la partie supérieure du biceps, elle sentait revenir à sa place le tendon de la longue portion du muscle. Ce cas se rapporte sans aucun doute à une périarthrtie, et cette sensation de quelque chose de déplacé qui revenait à sa place était due aux frottements des parois de la bourse sous-acromio-deltoïdienne.

Je prévois l'objection que l'on pourrait me faire sur l'expression périarthrite : je répondrai qu'elle est qualifiée d'excellente dénomination par M. le professeur Gosselin, qui la préfère à toute autre, parce qu'elle a, dit-il, « le grand avantage, en ne localisant pas l'affection, de s'appliquer à toutes les variétés que celle-ci peut offrir, et parce qu'elle laisse au clinicien le soin de faire cette localisation pour chacun des cas dont il est témoin, tout en lui permettant d'indiquer, ce qui est le point capital, l'existence d'une lésion extra-articulaire, beaucoup moins sérieuse et grave que ne le serait la lésion articulaire à laquelle la douleur la fait rassembler. » (*Archives de médecine*, octobre 73.)

ANATOMIE.

On doit considérer comme une dépendance de l'articulation scapulo-humérale, la voute formée par l'apophyse coracoïde, l'acromion et le ligament qui les unit : cette voute est moulée en quelque sorte sur la tête de l'humérus. Il existe constamment une capsule synoviale entre la voute coraco-acromienne d'une part, le tendon du sus-épineux et le grand trochanter de l'humérus de l'autre part. (Cruveilhier, *Anat. descriptive.*)

« En bas et en dehors du tendon du sus-épineux, se voit une couche abondante de tissu cellulaire qui isole le deltoïde de la face externe de la capsule, et dans lequel rampent vaisseaux et nerfs circonflexes ; cette couche recouvre la capsule articulaire, la tête et la partie supérieure de l'humérus, s'étend au-dessous du deltoïde jusqu'à son insertion. Elle est quelquefois convertie par les mouvements de rotation de l'humérus et une bourse séreuse. La partie inférieure de la voûte au niveau de l'acromion est excavée pour recevoir la tête humérale. Il existe entre ces deux surfaces osseuses une articulation véritable révélée par la présence de la bourse synoviale. » (Richet, *Anat. chirurgicale.*)

« Le muscle sus-épineux est séparé de la voûte acromio-coracoïdienne, par la séreuse sous-acromiale, qui facilite singulièrement le mouvement d'abduction du bras, au moment où il se rapproche de l'horizontale, quand la grosse tubérosité commence à s'engager sous l'acromion et disparaître. » (Sappey, *Anat. descriptive.*)

« Lorsqu'on enlève le deltoïde, on met à découvert une membrane fibro-celluleuse d'enveloppe, qui arrivée sous le ligament coraco-acromial, se dédouble en deux feuillets, s'accolant, l'inférieur à la capsule articulaire, le supérieur à la face inférieure de la voûte coraco-acromiale. La cavité close qu'on décrit en ce point sous le nom de bourse muqueuse sous-acromiale, résulte manifestement de la disposition en question ». (*Dict. de médecine et de chirurgie.*)

« On trouve une large bourse séreuse interposée entre la face inférieure de l'acromion et les tubérosités humérales revêtues des tendons qui s'y insèrent. On trouve de plus entre la face profonde du deltoïde et l'extrémité supérieure de l'humérus, un tissu cellulaire lamineux, lâche, extensible et qu'on peut considérer à bon droit comme une vaste bourse séreuse cloisonnée. » (Duplay, *Arch. de médecine*, novembre 72.)

Cherchant à me rendre compte par moi-même et désireux de constater les dimensions et le rôle de cette bourse, j'ai détaché le deltoïde à son insertion sur le V deltoïdien, puis en le relevant avec précaution de bas en haut, ce que j'ai pu faire sans aucune traction et sans déchirure, j'ai constaté l'existence d'un tissu cellulaire lamelleux, lâche, blanchâtre, se prolongeant du côté de la longue portion du biceps, disparaissant lorsqu'on se dirige vers l'articulation, où il est remplacé à 4 centimètres environ de la face supérieure de la grosse tubérosité de l'humérus, par la bourse muqueuse sous-acromio-deltoïdienne.

Le deltoïde étant enlevé, le bras placé dans l'adduction et appliqué contre le tronc, on a sous les yeux cette bourse séreuse ; voici comment elle se présente, dans son aspect extérieur : à partir du bord externe du ligament acromio-coracoïdien, que l'on distingue parfaitement au blanc nacré de ses fibres, et à la résistance que ces dernières opposent à l'incision, on voit un tissu cellulaire dense serré, qui s'étend de ce bord sur la capsule articulaire où il offre le plus d'épaisseur, environ 6 à 8 dixièmes de millimètres, allant recouvrir la face supérieure et la face externe de la grosse tubérosité de l'humérus ; mais à partir du bord externe de cette tubérosité, ce tissu cellulaire qui forme une des parois de la bourse s'amincit, devient transparent et ne présente pas plus d'épaisseur qu'une feuille de baudruche : à partir de ce point, qui est situé à 4 centimètres environ de la face supérieure du grand trochanter, cette paroi se continue avec le tissu cellulaire sous-deltoïdien en avant et en arrière.

Cette bourse peut être considérée comme un dédou-

blément de la membrane fibro-celluleuse d'enveloppe
commune à l'articulation, et aux muscles qui entourent
celle-ci ; dédoublement en deux feuillets qui se conti-
nuent avec l'aponévrose d'enveloppe du muscle sus-
épineux, après s'être accolés, l'inférieur à la capsule
articulaire, le supérieur à la face inférieure de la voûte
coraco acromiale.

Au milieu de ce tissu cellulaire, à la face externe du
trochanter et à 3 centimètres environ de son bord supérieur, se trouve le nerf circonflexe, dont la présence
est importante à signaler, car il nous rendra compte
dans la symptomatologie, des douleurs que nous ren-
contrerons exactement à ce niveau.

Ayant injecté cette bourse, voici les dimensions que
j'ai trouvées : elles sont assez grandes, et en rapport
du reste avec l'extrémité supérieure de l'humérus, et
permettent déjà d'entrevoir l'importance et le rôle physiologique de cette séreuse. Voici quelles elles sont :
diamètre transversal à la partie supérieure, 5 centimètres ; à la partie inférieure, 2 centimètres et demi. Dans
son grand diamètre, c'est-à-dire en mesurant de l'extrémité inférieure jusqu'à l'endroit où l'injection a pu
pénétrer, 7 centimètres.

Il m'a été impossible de faire pénétrer l'injection dans
le tissu cellulaire sous-deltoïdien ; mais il est probable
que si j'avais eu à ma disposition un certain nombre de
sujets, j'aurais trouvé là, comme l'indique M. Richet,
une véritable bourse. Ces dimensions, comme on le
voit, sont énormes, bien que le sujet fût une femme. Sans
aucun doute, cette bourse est plus développée chez des
sujets dont la profession exige des mouvements conti-
nuels et journaliers du bras.

L'articulation scapulo-humérale est remarquable par l'étendue de ses mouvements; mais tous ne se passent pas exclusivement dans l'articulation, et l'intégrité de la bourse sous-acromiale est indispensable. Rappelons ici pour cette étude, « qu'il existe en dehors de l'articulation scapulo-humérale proprement dite une seconde articulation, entre la face inférieure de la voûte acromio-coracoïdienne et l'extrémité supérieure de l'humérus, revêtue par son périoste et par les tendons qui viennent s'insérer aux tubérosités. Tous les mouvements de l'articulation scapulo-humérale s'accompagnent de mouvements correspondants, dans cette seconde articulation extérieure à la première; c'est-à-dire que l'extrémité supérieure de l'humérus glisse dans tous les sens au-dessous de la voûte acromio-coracoïdienne. »

Le mouvement d'abduction est de beaucoup le plus important à étudier au point de vue de la périarthrite, bien que le mouvement en arrière ou d'extension; en avant ou de flexion, de circumduction, de rotation nécessite l'intégrité de la bourse sous-deltoïdienne.

Lorsque sur un sujet sain, et de préférence jouissant d'un médiocre embonpoint; sur un sujet maigre, l'observation est encore plus facile, après lui avoir fait quitter tous ses vêtements, même sa chemise, on se place derrière lui et on lui fait exécuter des mouvements d'abduction, mais avec lenteur, voici ce que l'on

constate : l'humérus s'éloigne du tronc et atteint l'horizontale sans que la pointe de l'omoplate fasse la moindre
saillie sous la peau. A partir de 90° seulement, lorsque
la rencontre de la grosse tubérosité et de la voûte coraco-acromiale établit la limite de ce mouvement, on
voit l'angle inférieure du scapulum décrire un arc de
cercle, son angle interne restant immobile, et servant
de centre de mouvement. Grâce à cela, le bras peut être
élevé jusqu'à la rencontre de la partie latérale, postérieure de la tête, bien au delà de la verticale.

Il est encore un autre moyen de constater ce fait :
d'une main on saisit fortement l'angle inférieur de
.l'omoplate, ou bien avec un doigt seulement on déprime
les parties molles le plus profondément possible, au
niveau du bord externe de cet os, de telle façon que le
moindre mouvement soit perçu, tandis que de l'autre
main on fait exécuter à l'humérus des mouvements
d'abduction. Tant que le bras n'a pas atteint l'horizontale, aucune sensation de mouvement dans le doigt qui
fixe l'omoplate : au delà, déplacement de l'omoplate, ou
impossibilité d'élever le bras.

Voyons maintenant ce que l'on observe lorsqu'on a
enlevé le deltoïde, et que l'on fait exécuter à l'humérus
le mouvement d'abduction. Ce mouvement se passe tout
entier dans l'articulation scapulo-humérale jusqu'à
45° ; au delà de cet angle, on voit la paroi de la bourse
séreuse se plisser sur la face externe de la grosse tubérosité, et le pli est d'autant plus prononcé que l'angle
formé par le bras et le tronc augmente ; en somme, à
partir de 45°, le mouvement d'abduction se passe, et
dans l'articulation scapulo-humérale et dans la voûte
acromio-coracoïdienne. Et si maintenant, on fixe au

moyen d'une forte épingle les parois de la séreuse contre le grand trochanter, on constate que le mouvement
d'abduction n'est plus possible, sans que l'omoplate soit
entraînée à partir de 45°.

Le rôle de la bourse sous-acromio-deltoïdienne est
donc mis en évidence d'une façon bien nette par cette
expérience, nous aurons à tenir grand compte de ce
résultat pour la pathologie. Son intégrité pour l'exécution complète des mouvements physiologiques de
l'épaule est donc indispensable.

Que constate-t-on dans les autres mouvements? On
voit l'extrémité supérieure du grand trochanter et sa
face externe se mouvoir sous la bourse séreuse qui, on
se le rappelle, s'étend jusqu'à 4 centimètres sous le deltoïde. De plus, on sent en appliquant directement un
doigt sur la face supérieure de la grosse tubérosité, les
mouvements de glissement que cette extrémité humérale exécute.

Enfin comme dernière preuve de la nécessité de l'intégrité de cette bourse et de son rôle dans les mouvements de l'épaule, je citerai un malade présenté par
M· Duplay à la Société de chirurgie, séance du 17 mars
1875. C'est un malade auquel mon excellent maître a,
le 9 décembre 1874, pratiqué la résection de l'acromion
et d'une petite portion de l'extrémité externe de la clavicule pour une nécrose étendue et superficielle de
l'acromion.

Ce malade complétement guéri, et que j'ai eu l'occasion de voir plusieurs fois a conservé, en apparence,
tous les mouvements de son articulation scapulo-humérale.

Que s'est-il passé dans cette opération et comment s'exécutent les mouvements?

La bourse sous-acromio-deltoïdienne a été détruite dans toute la région sous-acromiale; aussi, lorsque saisissant le bras d'une main, et la pointe de l'omoplate de l'autre, on faisait exécuter des mouvements d'abduction, on constatait qu'à partir de 60° environ, la pointe du scapulum était entraînée, et à partir de là le mouvement se passe dans l'articulation sterno-claviculaire, exactement comme dans la périarthrite.

Ce fait a la valeur d'une expérience physiologique et prouve nettement le rôle et la nécessité de l'intégrité de cette bourse, dans l'exécution des mouvements de l'épaule.

J'ai terminé ce que j'avais à dire de l'anatomie et de la physiologie. L'étude de la nature de cette affection nous fera connaître les lésions.

Avant d'arriver à la symptomatologie, je vais exposer mes observations, celles qui ont trait à la forme aiguë, puis à la forme chronique, ayant soin d'indiquer après chaque observation ce que je considérerai comme important.

Obs. I. (Personnelle.) Périarthrite aiguë. — Guérison.

Decaillon, 27 ans, maréchal, entre le 23 septembre 1874 à l'hôpital Saint-Antoine, salle Saint-Barnabé, lit 23, service de M. Duplay. Aucune trace de rhumatisme.

Il y a douze jours, le malade ressentit en levant le bras, une légère douleur dans l'épaule gauche, douleur qui ne se reproduisait pas dans les autres mouvements; a continué son travail jusqu'au jour de son entrée; mais dans les trois jours qui précédèrent, le malade éprouvait de la douleur dans tous les mouvements et principalement dans la rotation; se trouvait même dans l'impossibilité d'élever le bras à angle droit.

Etat actuel, 25 septembre. En se plaçant en face du malade, on constate qne l'épaule a conservé son aspect normal. Le creux sous-clavier gauche comparé au côté sain n'offre pas de différence. Pas de gonflement, ni de tuméfaction au niveau du grand pectoral, comme cela se rencontre dans les affections de la clavicule, ostéite, osteo-périostite. Rien dans le creux sus-claviculaire, ni dans le creux axillaire.

L'exploration de l'articulation faite dans les points où elle est le plus accessible, en arrière entre les faisceaux du deltoïde, en avant entre le deltoïde et le grand pectoral, en dehors au-dessous de l'acromion, l'exploration, dis-je, ne révèle aucune lésion articulaire.

L'épaule, à sa région externe, présente un peu de gonflement; à 4 centimètres environ au-dessous de l'acromion, on constate un léger empâtement de la région profonde.

La pression à deux travers de doigt au-dessous du bord externe de l'acromion détermine une vive douleur, analogue aux douleurs des points névralgiques.

Pas de rougeur de la peau.

Mouvements. — Le malade ne veut exécuter aucun mouvement tant il redoute la douleur.

Les mouvements communiqués ne sont pas douloureux et se passent dans l'articulation, lorsqu'on écarte le bras du tronc, dans une étendue de 10 à 15 centimètres; en continuant l'abduction, on détermine de la douleur, et lorsqu'on arrive à 45°, le malade demande, tant la douleur est vive, que l'on n'aille pas au-delà.

Du côté de l'omoplate, lorsque l'on fixe sa pointe, on constate que jusqu'à 45° elle ne change pas de place; à partir de ce point, elle est entraînée; Pas de craquements. Les mouvements d'extension de l'avant-bras sur le bras sont indolents et s'exécutent parfaitement. Les mouvements de rotation en dedans, en dehors, sont douloureux et très-gênés.

Depuis le début de son affection, le malade ne peut se coucher sur son épaule gauche à cause de la douleur.

En 1863, en quittant l'armée, où il était maréchal ferrant, notre malade avait eu des douleurs dans cette épaule; il dit qu'à cette époque sa maladie était la même : ne pouvait s'habiller, lever le bras. — Repos, vésicatoire et guérison.

On lui applique quatre ventouses scarifiées. On tire 100 grammes de sang environ. — Echarpe, cataplasme.

Le 26. Diminution de la douleur, mouvements spontanés possibles, mouvements communiqués indolents.

Le 27. Le malade porte sans douleur son bras en avant, en arrière, exécute le mouvement d'abduction jusqu'à l'angle droit. La douleur à la pression à deux travers de doigt au-dessous du bord externe de l'acromion a diminué de beaucoup.

Le 28. Plus de douleurs à la pression. Mouvements en avant, en arrière, indolents. L'omoplate se déplace manifestement encore dans le mouvement d'abduction, mais seulement à partir de 60°. Il existe donc encore de la raideur. On engage le malade à se servir de son bras et à exécuter le plus possible des mouvements dans tous les sens et surtout celui d'élévation.

Le 30. Plus de douleurs à la pression la plus forte ; tout empâtement a disparu, encore un peu de gêne.

3 octobre. Le malade sort complétement guéri, ne conservant aucune gêne, et le scapulum n'est plus entraîné avant la position horizontale du bras.

L'étiologie dans ce cas est très-nette. Cet homme est maréchal, il tire le soufflet de forge de la main gauche ; mais son principal travail, celui de toute la journée est de forger les fers, ce qui nécessite continuellement l'exécution de mouvements rapides ; de plus, il reçoit dans ce bras le contre-coup du marteau.

Oɴs. II. (Personnelle.) Périarthrite aiguë. — Guérison.

Lecrivain (Félix), 30 ans, corroyeur, entre à l'hôpital Saint-Antoine le 25 septembre, salle Saint-Barnabé, lit 49, service de M. Duplay, pour une affection de l'épaule droite. N'a jamais été malade, pas de rhumatisme.

Travaille tous les jours à lisser les peaux ; a ressenti, il y a deux mois, des douleurs à la région externe de l'épaule droite, au-dessous de l'acromion. Son épaule craquait. Pas de coup ni de chute ; a pu continuer son travail jusqu'à l'avant-veille de son entrée. De temps en temps cette douleur, après un travail forcé, s'exagérait. Le malade la ressentait même au repos, et depuis deux jours a dû cesser tout travail, par suite de la douleur.

Etat actuel, 26 septembre. L'épaule droite offre une légère tuméfaction, sans changement de couleur de la peau, sans élévation de température. Le creux sous-claviculaire est un peu moins prononcé que du côté sain; le creux sus-claviculaire est normal; rien du côté du sillon clavi-axillaire.

L'exploration de l'articulation dans le creux de l'aisselle, l'interligne musculaire en avant et sur le bord postérieur du deltoïde, ne détermine aucune douleur. Rien sur le trajet du tendon de la longue portion du biceps.

La pression sur la région externe de l'épaule, à 2 centimètres audessous de l'acromion, est très-douloureuse, fait fuir le malade qui, de temps en temps, ressent à ce niveau des élancements; il dit que quelque chose lui bat. Le biceps est un peu plus volumineux; mais le bras droit, le malade l'a constaté lui-même depuis longtemps, est normalement plus développé que le bras gauche.

Son métier exige que de temps en temps il quitte son lissoir pour se servir d'un pilon de huit kilogrammes, auquel il imprime des mouvements de va-et-vient pour effacer les défauts du cuir.

Mouvements. — Le mouvement spontané d'abduction est presque impossible. Il existe de la gêne des mouvements de rotation en dedans et en dehors. L'abduction provoquée s'exécute sans douleur jusqu'à 40°, et ce mouvement se passe dans l'articulation scapulo-humérale; mais, à partir de ce degré, on détermine de la douleur et on entraîne l'omoplate. La circumduction provoquée est très-douloureuse et impossible. L'avant-bras est un peu fléchi sur le bras, et on ne peut obtenir son extension sans déterminer de la douleur. Quatre ventouses scarifiées, cataplasme, écharpe.

Le 27. Mouvements spontanés plus faciles; mouvements provoqués moins douloureux et plus étendus; moins de raideur du biceps. La tuméfaction a diminué; l'omoplate est toujours entraînée. L'avant-bras peut être étendu sans douleur.

Le 29. Les mouvements sont à peine douloureux, très-étendus. Le malade peut élever son bras et le placer parallèlement à sa tête, l'omoplate n'est plus entraînée; mais le malade ne peut élever lentement son bras, il le projette. Un seul mouvement détermine un peu de douleur; c'est le mouvement d'adduction, dans lequel le sujet contracte son deltoïde pour ralentir la chute de son bras et s'opposer ainsi à la douleur provoquée par le frottement trop brusque des parois de la bourse sous-deltoïdienne.

1er octobre. Disparition complète de douleurs. Tous les mouvements de l'articulation s'effectuent sans douleur. Il ne reste plus

Gauthier.　　　　　　　　　　　　　　　　2

qu'un peu de gêne dans le mouvement de rotation, en dedans. L'o-
moplate n'est plus entraînée. Sort complètement guéri le 3 octobre,
ne conservant aucune douleur, aucune gêne.

L'étiologie chez ce malade est aussi évidente que chez
celui qui fait le sujet de l'observation précédente.

Obs. III. *Gazette hebdomadaire*, 1867, n. 23.

Oudot, 28 ans, journalier, entre le 22 mai 1862 à Saint-Antoine,
salle Saint-François. Tombé le matin même de son entrée à la ren-
verse sur le tampon d'un waggon, où il s'efforçait de soulever avec
un crochet une balle de coton. Pendant sa chute, le bras a suivi un
mouvement de torsion de dedans en dehors. Il a semblé à Oudot que
quelque chose s'était déplacé dans l'intérieur de l'épaule. La région
scapulaire ne présente cependant ni écorchure, ni ecchymose, ni déformation; mais elle est légèrement tuméfiée. Nous ne trouvons aucun signe de fracture du côté de l'omoplate ni de la clavicule. Le
bras est pendant près du tronc, l'avant-bras fléchi à angle droit; on
constate de la rigidité sur le trajet du muscle biceps. Les mouvements du bras en avant, en arrière, en dedans, se font avec facilité;
mais l'abduction est douloureuse et très-limitée. Quand le bras, saisi
par l'extrémité inférieure, est placé dans la verticale près du tronc,
nous lui imprimons des mouvements de rotation sur son axe, nous
n'occasionnons point de douleur, nous ne produisons point de bruit
dans l'épaule. Si on le porte dans la ligne horizontale par un mouvement d'abduction, douleur et craquement au-dessous de l'apophyse
acromion. Est-il porté sur le côté de la tête et abandonné ensuite à
son propre poids, il retombe par un mouvement inverse à celui
qu'on lui avait fait subir et la douleur et le craquement se reprodui-
sent avec force au moment où il atteint la ligne perpendiculaire à
l'axe du tronc. Les mouvements de rotation sur l'axe de l'hu-
merus donnent lieu, si cet os est dans l'horizontale, aux mêmes phé-
nomènes. — Cataplasme, écharpe.

Le 26 mai. Le gonflement a disparu, la douleur est moins vive;
cependant, le malade ne peut pas mieux porter le bras dans l'abduction. Quand on veut élever le membre en haut et en dehors, on re-
marque que le scapulum suit l'humérus par un mouvement de bascule très-prononcé, en vertu duquel l'angle inférieur est porté en
avant et en haut. On continue les applications émollientes.

Le 28. Même état; en vain recommande-t-on au malade d'exercer son bras, une apathie naturelle, la douleur qu'il n'a pas le courage de vaincre l'éloignent de toute espèce de gymnastique. Nous cherchons chaque matin à suppléer à ce défaut d'action par des mouvements communiqués, mais nous n'obtenons aucun résultat.

1er juin. Quand on soulève le bras, l'omoplate se meut comme si elle était fixée à l'humérus.

Le 2. L'électricité est appliquée sur les attaches supérieures et inférieures du deltoïde : le muscle se contracte et l'humérus est porté en dehors, en avant, en arrière, et pendant ce temps l'omoplate reste immobile. — Applications émollientes supprimées.

3 juin. Déjà le mouvement d'abduction a une certaine étendue. L'électricité est appliquée de nouveau sur le muscle deltoïde, puis nous la portons sur le muscle sus-épineux, dont on constate facilement l'action sur l'abduction et l'élévation du bras. Le même traitement est continué avec soin jusqu'au 8, avec recommandation au malade de se servir de son bras.

A cette date, l'abduction a acquis une grande étendue et l'omoplate ne suit l'humérus que dans les limites physiologiques. Quand l'humérus, après avoir été élevé sur les côtés de la tête, retombe près du tronc, la douleur est nulle, mais il se produit encore un bruit au niveau de l'apophyse acromion.

Le 17. Oudot sort complétemeut guéri. Nous constatons parfois au lieu du bruit un léger soubresaut quand il porte le bras en haut et en dehors, et qu'il le laisse subitement tomber après l'avoir élevé.

L'existence chez ce malade, de la périarthrite, telle que M. Duplay l'a décrite ne fait aucun doute, et la description en est très-nette.

J'ai placé ci-dessus ces deux observations II et III l'une à côté de l'autre, car nous y trouvons un signe qui n'est pas très-fréquent; c'est la gêne et la douleur dans le mouvement *d'adduction*, que je m'explique par le frottement des deux parois épaissies de la bourse synoviale sous-deltoïdienne.

Je place ici deux observations de contusion de l'épaule, avec l'intention de faire immédiatement le diagnostic différentiel de la périarthrite aiguë et de la contusion.

Obs. IV. (Personnelle.) Contusion de l'épaule gauche.

Remoul, journalier, 66 ans, entre le 2 octobre 1874 à l'hôpital Saint-Antoine, salle Saint-Barnabé, lit 18, service de M. Duplay, pour une chute qu'il a faite la veille. S'est laissé tomber d'une hauteur de un mètre environ sur une poutre de bois. Syncope.

Après s'être remis, a voulu reprendre son travail. Impossibilité de se servir de son bras à cause de la douleur : a beaucoup souffert et passé la nuit entière sans pouvoir dormir.

A l'examen on ne constate aucune lésion articulaire : pas de fracture, ni d'épanchement. Les mouvements communiqués sont douloureux : on ne peut écarter le bras du tronc sans que le malade se plaigne fortement. Pas de douleur à la pression, sauf sur le bord postérieur du deltoïde.

Lorsqu'on fixe l'omoplate, ainsi que je l'ai indiqué et qu'on exécute le mouvement d'abduction, cet os n'est point entraîné. Cataplasme. Echarpe.

Le 4. Aucun changement.— Quatre ventouses scarifiées.

Le 6. Le malade se trouve toujours dans l'impossibilité de remuer le bras.

Le 10. Va mieux : commence à se servir de son membre, aucune trace de périarthrite.

Le 15. Sort complètement guéri.

Obs. V. (Personnelle.) Contusion de l'épaule.

Mayer Henry, 35 ans, charretier, entre le 23 octobre 1874 à l'hôpital Saint-Antoine, salle Saint-Joseph, lit 37, service de M. Duplay.

Il y a huit jours, a reçu sur l'épaule droite un coup de timon qui a porté directement sur la voûte acromio-coracoïdienne. Peu de douleurs le jour de l'accident, mais le lendemain les mouvements étaient impossibles : pas d'ecchymoses : mais rougeur et élancement; n'a pu continuer son travail.

Le 24. *Etat actuel.* L'épaule à première vue paraît un peu augmentée de volume. Rien du côté du creux sus et sous-claviculaire ni de la face externe du bras. Seule la partie supéro-antérieure de l'épaule présente de la rougeur, chaleur et augmentation de volume; et la pression sur cette région détermine une vive douleur. Pas de fracture.

Les mouvements limités et gênés sont possibles, ne peut cependant porter sa main sur l'épaule gauche.

L'omoplate n'est point entraînée avant que le bras soit à l'horizontale.— Echarpe. Cataplasme.

Le 25. Un peu plus de liberté dans les mouvements.

Le 26. Encore un peu de douleur au niveau de la voûte acromiocoracoïdienne. La rougeur a disparu.

Le 29. Sort guéri.

Dans ces deux observations, nous constatons de la gêne, de la difficulté et même de l'impossibilité des mouvements. La douleur existe aussi, mais cette douleur n'a pas son siége comme dans la périarthrite à 4 centimètres au-dessous du bord externe de l'acromion et dans un point très-limité, elle est diffuse, et alors même que la contusion siégerait à la face externe du moignon de l'épaule, on ne saurait se laisser induire en erreur, si l'on se rappelle le caractère névralgique de la douleur de la périarthrite.

D'un autre côté, et c'est le point le plus important, les mouvements de l'omoplate s'exécutent comme à l'état physiologique, ce qui est tout différent dans la périarthrite. De plus, les mouvements communiqués sont douloureux, mais ils ont pour caractère une douleur qui retentit, d'une étendue bien plus grande que dans la périarthrite où la douleur siége toujours au même endroit, à 2 travers de doigts au-dessous de l'acromion.

Obs. VI. Périarthrite de l'épaule chez un enfant de 26 mois. (Communiquée par M. Duplay.)

Cet enfant est tombé à l'âge de 18 mois en bas de son berceau, sur l'épaule gauche : pas d'appareil appliqué, mais teinture d'iode pendant un mois.

On s'aperçoit au bout de quelque temps qu'il remue difficilement le bras et qu'il crie lorsqu'on essaie de le faire mouvoir.

M. Duplay constate un peu d'aplatissement de la région deltoïdienne, et en prenant le muscle entre les doigts, l'existence d'une atrophie.

Le bras étant appliqué contre le tronc, on peut faire exécuter des mouvements d'abduction, mais l'omoplate est entraînée et l'on sent de la crépitation, au-dessous de l'articulation de l'épaule et à la région externe. Les mouvements de rotation sont gênés.

On endort l'enfant et on arrive à donner au bras la position horizontale en maintenant l'omoplate immobile. On ne sent pas de grosse crépitation.

Le lendemain, loin d'éprouver la moindre douleur après l'exploration, les mouvements sont plus faciles et moins douloureux.

Obs. VII. (Personnelle.) Périarthrite chronique, suite de contusion.

Landry, 51 ans, tourneur en cuivre, entre à l'hôpital Saint-Antoine, le 28 septembre 1874, salle Saint-Barnabé; lit 29, service de M. Duplay, pour une affection de l'épaule gauche.

Notre malade étant gris s'est laissé tomber, il y a huit jours, du siége d'une voiture de place, au moment où il voulait se lever pour parler au cocher. Il ne sait comment il est tombé, mais il porte au bras gauche et à la région postérieure de ce membre une ecchymose qui s'étend de l'olécrane à la partie supérieure du bras. Aucune lésion articulaire du coude : pas de fracture. Le lendemain de sa chute et jours suivants, n'a pu faire exécuter à son bras que des mouvements de rotation en dehors et en dedans ; le mouvement d'abduction était douloureux et impossible.

Le 29. *État actuel.* On ne trouve comme déformation qu'une légère saillie de la région deltoïdienne, avec un peu de tuméfaction surtout au-dessous de l'acromion. L'exploration de l'articulation, région antérieure, postérieure et axillaire ne fait découvrir aucune lésion. La pression profonde au-dessous de l'acromion, détermine une légère douleur qui a déjà diminué sous l'influence d'un bain et de cataplasmes.

Mouvements. Les mouvements spontanés s'exécutent difficilement, surtout le mouvement d'abduction. Le malade éloigne le bras du tronc, en soulevant le moignon de l'épaule.

Mouvements communiqués. Lorsqu'on fixe l'angle inférieur de l'omoplate et qu'on écarte le bras, on arrive jusqu'à 45° sans douleur et sans aucun mouvement de cet os; mais au-delà douleur et bascule du scapulum. La rotation extrême en dedans et en dehors est impossible ; ventouses scarifiées et cataplasmes.

1er octobre. La pression est moins douloureuse; encore une légère tuméfaction. Les mouvements de rotation sont toujours douloureux et peu étendus. Quant au mouvement d'abduction, le malade dit lui-même qu'il y a un grand progrès : mais il y a peu de changement, car cette apparence d'exécution facile, est due à la disparition de la douleur déterminée par la contusion : et bien que l'on arrive par un mouvement communiqué à l'horizontale sans aucune douleur, on constate qu'à partir de 45°, l'omoplate suit le mouvement du bras.

Le 5. Le malade sort aujourd'hui sans aucune amélioration.

Le 9. Le malade se présente à la consultation. Depuis sa sortie, il n'a ressenti aucune douleur; mais les mouvements sont de plus en plus gênés et difficiles. On n'observe aucune déformation, aucune tuméfaction de la région scapulo-humérale. La pression à deux travers de doigt au-dessous de l'acromion région externe, n'est point douloureuse : il déclare lui-même qu'il ne souffre point : mais il ne peut éloigner le bras du tronc que de dix centimètres environ.

Le mouvement provoqué d'abduction, avec fixation de l'omoplate n'est possible qu'en entraînant ce dernier à partir de 30° environ, et d'une façon beaucoup plus nette qu'à la sortie du malade.

Nous assistons, en somme, à la production probablement de fausses membranes dans la bourse sous-acromio-deltoïdienne, et certainement à la transformation du tissu cellulaire environnant en tissu fibreux.

De plus, la longue portion du tendon du biceps est très-sensible à la pression, et l'extension de l'avant-bras que le malade ne peut faire lui-même détermine, des douleurs qui, partant de l'insertion radiale du biceps, s'irradient jusqu'au niveau de l'articulation scapulo-humérale.

L. ne veut pas entrer à l'hôpital et échappe à notre observation.

Cette périarthrite subaiguë à son début, est actuellement devenue chronique et la transformation du tissu cellulaire en tissu fibreux est très-étendue.

Obs. VIII. Périarthrite chronique, suite de luxation. (Due à l'obligeance de mon ami Faure, interne des hôpitaux.)

Roche, 65 ans, couturière, entre à l'hôpital Saint-Antoine le 30 novembre 1874, salle Sainte-Marthe, n° 11, service de M. Duplay, pour une affection du membre thoracique gauche, consécutive à une luxation scapulo-humérale datant du 15 août dernier. Cette luxation avait été réduite dans le service de M. Anger par le procédé de douceur, et à la première tentative sans chloroforme. Aucune complication. La malade n'a pu se servir de son bras et spécifie qu'immédiatement après la réduction, on a constaté une paralysie portant sur la totalité du membre supérieur, épaule, coude et main.

Etat actuel. Le moignon de l'épaule est élevé, porté en arrière, rapproché du plan médian. Rien d'anormal du côté de la région sus et sous-claviculaire ; il en est de même à la région postérieure. La région deltoïdienne est aplatie, moins prononcée que du côté sain et présente un peu plus de consistance. La paroi antérieure du creux axillaire ne paraît pas allongée. Le membre est dans un léger degré d'abduction et porté un peu en avant. L'avant-bras est fléchi sur le bras dans une situation moyenne entre la pronation et la supination ; la main est également fléchie sur l'avant-bras et inclinée sur le bord cubital. Les doigts présentent l'aspect de la main en griffe ; les deux derniers sont effilés en fuseau.

L'avant-bras vers son bord cubital présente un œdème assez dur, beaucoup plus prononcé à la région dorsale de la main. La face palmaire et les doigts offrent une légère coloration violacée, l'épiderme est moins épais.

L'éminence hypothénar est moins volumineuse que du côté sain. La masse qui répond au palmaire cutané a presque disparu. Le court abducteur du petit doigt paraît diminué de volume. Il existe une disposition remarquable des doigts à se réunir vers la ligne médiane, qui donne un aspect concave à la face palmaire de la main.

Symptômes fonctionnels. La malade peut exécuter sans que l'omoplate participe au mouvement l'abduction du bras jusqu'à 30°, et le ramener et l'appliquer contre le tronc.

Dans les mouvements en avant et en arrière, l'omoplate semble suivre de plus près les mouvements de l'humérus.

La rotation est douloureuse et limitée ; il en est de même de la circumduction. L'avant-bras semble immobile, la flexion et l'extension sont difficiles et douloureuses. Les mouvements du radius sur le cubitus sont douloureux dans l'articulation radio-cubitale inférieure : rien dans la radio-cubitale supérieure. L'extension de la main sur l'avant-bras se fait complètement. Les mouvements des articulations métacarpo-phalangiennes sont très-limités. La main et les doigts exécutent des mouvements de flexion involontaires. Le pouce est ramené dans l'adduction et un peu fléchi. En excitant la peau de la paume de la main, on détermine des contractions dans les muscles de l'éminence hypothénar; contractions qu'on n'obtient pas du côté sain.

Trouble de la sensibilité. La malade éprouve sans cause des douleurs vives, à la face externe du moignon de l'épaule, à la face externe du bras, et surtout sur le bord cubital de la main et dans les deux derniers doigts. On trouve par la piqûre à l'épingle, de l'anesthésie sur la face interne du bras, de l'avant-bras, et sur la moitié interne de la face antérieure de ce dernier, tandis qu'il existe de l'hypéresthésie sur l'auriculaire et l'annulaire. La sensation des autres doigts est physiologique. La sensibilité à la pression est conservée partout, excepté sur la face interne de l'avant-bras où elle a complètement disparu, et en cet endroit les sensations sont retardées et la température des corps chauds et froids, mal appréciée par la malade.

Exploration de l'épaule. Aucune douleur dans la région sus-claviculaire. La pression dans la fosse sus-épineuse est un peu douloureuse à la région externe : rien dans la fosse sous-épineuse. En avant, point douloureux dans le sillon qui sépare le deltoïde du grand pectoral. A la région externe du bras, à deux travers de doigt au-dessous de l'acromion, la pression détermine une très-vive douleur.

Douleur spontanée sur le trajet du nerf cubital, très-prononcée dans la gouttière épitrochléo-olécranienne et dans les deux derniers doigts : cette douleur est parfois beaucoup plus vive que celle que l'on détermine par la pression du cubital du côté sain. Aucune lésion dans l'articulation de l'épaule.

8 décembre. Anesthésie par le chloroforme, rupture des adhérences, en faisant exécuter de grands mouvements d'abduction, d'adduction, rotation et circumduction ; à chacun d'eux on constate par l'application de la main, et bien mieux encore, par l'oreille, des craquements très-forts.

Dans la journée, la malade n'a presque pas souffert ; pas de fièvre.

Le surlendemain, on fait exécuter des mouvements, on place l'avant-bras et la main de la malade à la région occipitale ; ces mouvements sont très-douloureux, on constate que l'omoplate est encore entrainée, mais peu ; il reste probablement encore quelques adhérences, du reste la malade se contracte.

Les muscles fléchisseurs se contractent un peu sous l'influence de l'électricité, mais le deltoïde et les extenseurs sont complètement paralysés. Electrisation.

Le 12. La malade peut faire elle-même quelques mouvements, porter la main sur sa tête. L'œdème a diminué. Les fourmillements du petit doigt et de l'index ont disparu. La sensibilité sur le bord cubital est un peu revenue. La malade le déclare elle-même, et on le constate par l'exploration. La main est moins fléchie, moins portée sur le bord cubital. L'omoplate est toujours entraînée un peu avant que le bras atteigne l'horizontale.

Le 14. L'œdème a disparu à l'avant-bras, mais persiste toujours à la main. On fait exécuter des mouvements aussi étendus que possible.

Le 16. Les muscles paralysés se contractent un peu mieux, ce qui permet plus de mouvements spontanés.

Le 18. Même état, encore un peu d'œdème de la main.

Le 23. Les mouvements sont plus faciles et plus étendus. La malade ne projette plus son bras, mais peut l'élever seulement, fléchit et étend son bras. Les articulations métacarpo-phalangiennes sont plus libres.

Le 26. Peut porter sa main à son oreille droite, en passant derrière la nuque et exécuter tous les mouvements.

Sa main seule conserve de la raideur; on fléchit ses doigts et on l'oblige à rouler un étui de thermomètre.

On électrise toujours les muscles du bras, avant-bras, éminence thénar et hypothénar.

Le 30. L'œdème de la main a disparu et les mouvements des doigts sont moins douloureux; la main est à peine inclinée sur le bord cubital.

4 janvier 75. Le pouce jouit de tous ses mouvements et l'omoplate n'est plus entraînée; même état des articulations du métacarpe et des phalanges

Le 16. Amélioration sensible; plus de raideur; aucune douleur.

Le 25. La malade sort complètement guérie, pouvant porter jusque sur la tête un poids de trois kilogrammes et demi.

Cette observation est un beau type de périarthrite scapulo-humérale se compliquant de paralysie radiale, avec névrite du cubital et du brachial cutané interne, ce qui explique les troubles que nous avons observés, fourmillements, troubles de la sensibilité, œdème et cyanose.

Obs. IX. (Personnelle.) Périarthrite chronique de l'épaule droite.

X..., agée de 50 ans, entre le 7 décembre 1874 à l'hôpital Saint-Antoine, salle Sainte-Marthe, lit 12. Service de M. Duplay.

Il y a sept semaines a fait une chute sur l'épaule droite. Fracture de l'extrémité externe de la clavicule.

Aujourd'hui, le malade se plaint de ne pouvoir se servir de son bras.

Aucune déformation de l'épaule. Pas de lésion articulaire.

Un seul point douloureux, celui que l'on retrouve toujours dans l'affection qui nous oecupe, à 4 centimètres au-dessous du bord de l'acromion.

Tous les mouvements spontanés sont possibles, mais douloureux et peu étendus ; le moignon de l'épaule se meut en masse. Impossibilité à la malade de mettre sa main sur l'épaule opposée, de la porter en arrière, au niveau du rachis. Si l'on cherche à exagérer ces mouvements, on détermine de la douleur. L'omoplate, comme dans tous les cas que l'on observe, est entraînée à partir de 45° sur les mouvements d'abduction. On arrive à élever le bras jusqu'à l'horizontale, mais on détermine une vive douleur. La malade parait accuser un peu d'hyperesthésie.

Les renseignements sont très-vagues, car elle est étrangère et comprend fort peu ce qu'on lui demande.

Le 15. On rompt de nouveau les adhérences après anesthésie de la malade par le chloroforme. On entend surtout dans l'abduction et la rotation en dedans de violents craquements. Echarpe.

Le 16. On fait exécuter des mouvements aussi étendus que possibles : douleurs excessives. Rien d'articulaire.

Le 17. Le bras se meut déjà un peu mieux.

Le 20. L'omoplate suit toujours. On renouvelle sous le chloroforme les mouvements : on constate encore des craquements.

Le 23. On oblige la malade, qui ne cherche nullement à hâter sa guérison, à tenir pendant cinq minutes environ son bras parallèlement à sa tête, en saisissant la barre transversale de son lit.

Le 25. Les mouvements sont beaucoup plus libres, et surtout l'abduction, tricote, ce qu'elle ne pouvait faire depuis sa chute. On a recours à l'électricité, et on constate que la contractilité musculaire du deltoïde est bien conservée.

Le 27. La malade jouit à peu près de tous ses mouvements, conserve cependant de la gêne. L'omoplate, du reste, est toujours entraînée un peu avant que le bras arrive à l'horizontale.

Le 31. L'amélioration a continué.

La malade sort dans les premiers jours de janvier quoique n'étant pas complètement guérie, mais ayant recouvré en grande partie les mouvements de ses épaules.

OBS. X. (Personnelle). Périarthrite chronique gauche.

V..., 45 ans, entre à l'hôpital Saint-Antoine le 18 décembre 1874, salle Sainte-Marthe, lit 1. Service de M. Duplay.

Cette malade a fait, il y a six semaines, une chute dans sa chambre. Forte contusion du bras, de l'épaule et du sein, ecchymose considérable. Depuis ce jour ne peut se servir qu'incomplètement de son bras. Deux mouvements surtout sont limités, l'abduction et la rotation en dehors, à tel point que la malade ne peut écarter le bras du tronc qu'à 15 centimètres environ et atteindre avec beaucoup de peine la région fessière du côté malade.

Dans le mouvement d'abduction, on constate que l'omoplate est entraînée à partir de 60° environ.

22 décembre. Rupture des adhérences après anesthésie par le chloroforme; craquements secs et nombreux pendant l'abduction et la rotation.

Le 23. Dans la journée d'hier, la malade a eu pendant deux heures environ une sensation douloureuse dans le moignon de l'épaule; mais aujourd'hui ne se plaint nullement. On lui fait exécuter des mouvements qui sont, comme toujours, très-douloureux.

Le 25. Elève complètement le bras et exécute, en partie, tous les mouvements. A peine un peu de gêne, si ce n'est pour atteindre la région fessière droite.

Le 29. Va bien, sort guérie.

OBS. XI. (Tirée du mémoire de M. Duplay.)

Kalcoffms (Jacques), âgé de 43 ans, tourneur en cuivre, entre le 14 septembre 1869 à l'hôpital de la Pitié, dans le service de M. Broca alors remplacé par M. Duplay, salle Saint-Louis, n° 31.

Il se plaint de raideur de l'épaule droite qui lui est survenue dans des circonstances assez intéressantes.

Au commencement du mois de juin dernier, cet homme entra chez M. Broca pour un phlegmon suppuré de la région palmaire de la main, qui remontait le long de la face antérieure de l'avant-bras.

Plusieurs incisions furent pratiquées pour donner issue à la collection purulente. Pendant tout le temps du traitement, le malade fut condamné à porter le bras dans une écharpe. Au bout de un mois, à peu près guéri, il se disposait à partir pour Vincennes, lorsqu'un érysipèle se déclara tout à coup, et envahit successivement la main, l'avant-bras et le bras, et se propagea jusqu'à l'épaule, où il se limita.

Quinze jours après, le malade partait pour Vincennes, portant toujours son bras en écharpe. Ce fut seulement au retour de cet asile, que sur les conseils de M. Broca, il rendit la liberté à son membre thoracique. Il avait donc maintenu pendant deux mois environ, le membre supérieur immobile et enfermé dans une écharpe. Aussi, dès qu'il voulut se servir de son bras et reprendre son travail, il s'aperçut que l'articulation de l'épaule droite était le siége d'une raideur considérable, en même temps que ses doigts ne pouvaient que difficilement être fléchis. Malgré ces difficultés, il se remit à ses occupations ; mais voyant que son état ne s'améliorait pas, il se décida à solliciter un traitement et le 14 septembre il prenait un lit dans la salle Saint-Louis.

Voici ce que l'on constate à son entrée : Lorsque les deux bras sont croisés sur la poitrine, l'épaule droite paraît moins saillante que la gauche, le deltoïde est légèrement atrophié, ce qui explique l'aplatissement du moignon scapulaire ; la peau est mobile sur les tissus sous-jacents, et n'offre pas de changement de coloration. La pression exercée sur les différents points de l'articulation ne réveille aucune trace de douleur, si ce n'est toutefois à la partie antéro-interne au niveau de l'espace qui sépare le deltoïde du grand pectoral.

Les différents mouvements sont considérablement modifiés. L'élévation est complètement impossible ; quand on commande au malade de lever le bras et de le porter sur sa tête, c'est à peine s'il parvient à arriver à la position horizontale. Il est facile de voir que l'épaule tout entière s'élève en même temps. Les mouvements de rotation sont très-limités et douloureux. La plupart de ces mouvements se passent dans l'articulation scapulo-humérale dès qu'ils sont un peu étendus, l'humérus entraîne avec lui l'omoplate. Il est de plus aisé de voir que les rapports du bras avec l'omoplate ne changent pas, que l'angle formé par les axes de ces deux os reste toujours le même, quels que soient les mouvements du bras. Mais, pour que ce résultat se produise, le scapulum est obligé de se mouvoir autour de son axe, à la manière d'un mouvement de sonnette ; il éprouve des mouvements de bascule, et son angle inférieur vient faire une saillie plus ou moins volumineuse sous la peau.

Le 22 septembre, M. Duplay, après avoir endormi le malade avec le chloroforme, rompt les adhérences. Pour arriver à ce résultat, il imprime successivement au bras des mouvements de rotation, d'adduction, d'abduction, puis de circumduction. Au moment où les adhérences sont rompues, on entend distinctement un bruit de craquement. Le membre est fixé dans une écharpe et un cataplasme est appliqué sur l'épaule.

Dès le lendemain, 23 septembre, des mouvements sont communiqués au bras ; l'élévation est assez facile, quoique douloureuse. Le malade peut mettre la main sur la tête. Les jours suivants, les manœuvres sont répétées matin et soir ; il est possible de faire toucher avec la main, l'oreille du côté opposé et même de la dépasser. Mais ces différentes manœuvres donnent naissance à des douleurs, qui, d'abord, erratives, se fixent à la partie externe du bras, au niveau de l'insertion deltoïdienne. Un vésicatoire volant est appliqué sur le moignon de l'épaule.

4 octobre. Seconde séance dans laquelle M. Duplay imprime de nouveau des mouvements étendus au bras.

Le malade se plaint le lendemain de quelques douleurs dans le deltoïde, mais elles sont encore moindres que la première fois, et disparaissent très-promptement. Tous les jours, matin et soir, on fait exécuter des mouvements à l'articulation de l'épaule, tout en recommandant au malade de se livrer lui-même à des exercices qui fassent agir son membre.

Tout allait pour le mieux et promettait une guérison complète lorsque le malade fut renvoyé de l'hôpital pour une faute disciplinaire.

OBS. XII. (Tirée du Mémoire de M. Duplay.)

Le nommé Gaillard Charles, âgé de 53 ans, carreleur, entre à l'hôpital Beaujon, salle Saint-Edouard, n° 19, le 5 mars 1870.

Il y a trois mois environ, cet homme fit une chute sur l'épaule gauche. Huit jours après l'accident, il entra à l'Hôtel-Dieu où l'on reconnut une luxation de l'épaule qui fut réduite très-facilement, et sans chloroforme. Pendant quinze jours le malade garda le bras dans une écharpe et s'appliqua des cataplasmes sur l'épaule, puis au bout de ce temps il partit pour Vincennes, où il fut traité par le massage et les frictions.

Les mouvements de l'épaule étaient alors extrêmement gênés, et le 26 février lorsque le malade sortit de Vincennes, il lui fut impossible de reprendre son travail.

A son entrée, on ne constate d'autre déformation de l'épaule qu'un léger aplatissement du deltoïde. Les mouvements du bras extrêmement limités ne s'exécutent qu'avec peine; et il est facile de s'assurer que ces mouvements ne se passent pas dans l'articulation scapulo-humérale, mais aux dépens du scapulum qui se meut avec le bras. Dans le mouvement d'abduction principalement, on voit la pointe du scapulum se déplacer et se porter en dehors, où elle devient saillante sous la peau, de telle sorte que l'angle formé par l'axe de l'humérus d'une part, et l'axe de l'omoplate d'autre part, reste le même et mesure environ 45°.

D'ailleurs, le mouvement d'abduction a beaucoup perdu de son étendue, puisque le malade n'arrive qu'avec beaucoup de difficulté à mettre son bras dans la direction horizontale.

Les mouvements en avant et en arrière s'accompagnent aussi d'un déplacement correspondant de l'omoplate. Enfin, les mouvements de rotation qui sont du reste extrêmement limités et très-douloureux, déterminent immédiatement le déplacement du scapulum dont la pointe s'élève et s'abaisse suivant que la rotation a lieu en dedans ou en dehors

Le malade n'accuse au niveau même de l'articulation aucune douleur spontanée ou provoquée par la pression. Il faut excepter cependant l'apophyse coracoïde où la pression éveille une douleur assez vive. Le malade souffre seulement lorsqu'on imprime des mouvements au bras ou lorsqu'il cherche à en exécuter lui même; et il rapporte le siège de ces douleurs au niveau de l'acromion et aux attaches du deltoïde. Le malade se plaint encore d'une douleur assez vive à la partie inférieure et interne du bras. L'avant-bras est dans la demi-flexion, et lorsqu'on essaye de le redresser, on détermine une vive douleur au pli du coude et au niveau de l'apophyse coracoïde. Les deux derniers doigts de la main ont aussi perdu de leur mobilité, et le malade ne peut serrer aussi vigoureusement de la main gauche que de la main droite; enfin il accuse des fourmillements et du refroidissement dans les deux derniers doigts, dans toute la moitié interne de la paume et de la région dorsale de la main.

Le 12. Le malade étant chloroformé et le scapulum solidement fixé avec des alèzes, M. Duplay imprime au bras des mouvements très-étendus, d'abord dans le sens de l'abduction, puis en avant, en arrière, et enfin dans le sens de la rotation. Les mouvements s'accompagnent d'abord de craquements secs et forts, puis d'une crépitation facilement perçue par la main appliquée sur l'é-paule. — Cataplasme.

Le lendemain, il n'existe ni gonflement, ni douleur de l'épaule, et on commence à soumettre le bras à une gymnastique souvent ré-pétée dans la journée. Douches froides tous les matins, frictions avec le liniment ammonical camphré.

Ce traitement est continué jusqu'au 16 avril. A cette date le ma-lade demande sa sortie. Il peut exécuter presque aussi aisément que du côté sain les divers mouvements de l'épaule. Il porte la main sur sa tête et met le bras dans la position horizontale, sans que le scapu-lum se déplace, et c'est seulement lorsque le membre s'élève au-dessus de l'horizontale que la pointe du scapulum commence à se porter en dehors.

Il reste encore un peu de roideur au niveau du pli du coude, une sensation persistante de fourmillements et d'engourdissements à la partie interne de la main et dans les deux derniers doigts. Le 5 mai, le malade rentre de nouveau à l'hôpital après avoir fait de fréquents excès alcooliques. Il présente un état général des plus graves; perte presque complète de connaissance, fièvre vive, bronchite généralisée. Trois jours après son entrée il meurt subitement.

Autopsie. — La mort a été causée par une congestion pulmonaire intense.

Afin de se rendre un compte exact des lésions, on dissèque com-parativement les deux épaules.

Du côté droit, le deltoïde épais, rouge est séparé à sa face profonde de l'extrémité supérieure de l'humérus, par un tissus cellulaire lâche lamelleux, revêtant les apparences d'une large bourse séreuse. Les tendons des muscles qui s'attachent à la tête de l'humérus sont nacrés, brillants; on constate manifestement l'existence d'une bourse séreuse entre ces parties et la voûte acromio-coracoïdienne. La cap-sule fibreuse et les surfaces articulaires sont absolument normales.

L'épaule gauche présente de notables altérations. Le deltoïde semble peu atrophié, mais son tissu est beaucoup plus pâle que celui du côté opposé. Au lieu du tissu cellulaire lâche et lamelleux qui à droite occupe la face profonde du muscle, on trouve un tissu fibreux extrêmement résistant, constituant des brides, des lames irrégulière-ment disposées et qui dans plusieurs points, unissent le deltoïde à l'extrémité supérieure de l'humérus; il n'existe plus aucune trace de cette vaste bourse séreuse que l'on trouve manifestement à droite.

Les tendons des muscles sus-épineux, sous-épineux, petit rond et sous-scapulaire, ont perdu leur aspect brillant et nacré ; leur surface est comme dépolie, jaunâtre ; il en est de même de la face inférieure de l'acromion qui répond à l'extrémité supérieure de l'humérus. Il est évident que la bourse sous-acromiale a été le siége d'une inflammation, suivie d'épaississement de ses parois ; mais on ne rencontre pas d'adhérences normales, de brides fibreuses à ce niveau. Il est même impossible de retrouver des vestiges d'adhérences qui auraient été rompues dans les manœuvres faites quelques semaines avant : tandis que l'on constate aisément à la face profonde du deltoïde l'existence de brides fibreuses dont les points d'attaches ont été arrachés.

La capsule fibreuse de l'articulation est légèrement épaissie, surtout à sa partie inférieure. (On sait qu'il y a eu autrefois luxation en dedans de la capsule, le tissu cellulaire qui l'entoure est notablement épaissi, transformé en tissu fibreux, et traversé dans l'étendue de quelques centimètres, par les nerfs cubital et brachial cutané interne, intimement accolés l'un à l'autre. Dans toute cette portion de leur trajet, ces deux cordons nerveux sont le siége d'une rougeur et d'une injection marquées. Enfin, les surfaces articulaires, entièrement libres d'adhérences, présentent une apparence tout à fait normale et comparable à celle du côté sain.

Cette observation montre, que chez un individu présentant au plus haut degré les symptômes d'une ankylose fibreuse de l'épaule, suite de luxation réduite aisément, l'articulation scapulo-humérale est intacte : que la cause de la raideur de l'épaule réside dans des lésions extra-articulaires, et enfin que ces lésions d'origine inflammatoire et consécutives au traumatisme, consistent dans un épaississement de la bourse séreuse sous-acromiale et surtout dans des adhérences fibreuses entre la face profonde du deltoïde et l'extrémité supérieure de l'humérus.

J'ai fait suivre mes observations de périarthrite aiguë, de deux observations de contusions, afin d'établir fran-

Gauthier. 3

chement le diagnostic différentiel, je crois devoir placer ici mes observations d'arthrite de l'épaule, ce qui permettra de saisir immédiatement la différence de ces deux affections.

Obs. XIII. (Personnelle.) Scapulalgie droite.

Dagouit, 26 ans, lingère, entre le 9 novembre 1874, à l'hôpital Saint-Antoine salle Sainte-Marthe, lit 18, service de M. Duplay.

Le début de son affection date de sept ans, douleurs, perte progressive des mouvements, craquements dans l'épaule, déformation. En 1872, séjour de trois mois à la Pitié où on diagnostique une arthrite fongueuse avec propagation le long de la coulisse bicipitale. Ankylose.

Etat actuel 12 novembre. Gonflement considérable de l'épaule. La région antérieure est dure, tendue, douloureuse: elle est le siège d'élancements. Le creux sus et sous-claviculaire a complètement disparu. Empâtement dans le creux axillaire. L'exploration de l'articulation dans les points où elle est accessible est très-douloureuse. Dureté et douleur, immédiatement au-dessous de l'apophyse coracoïde, mais la pression à deux travers de doigt au-dessous de cette apophyse n'est point douloureuse.

Mouvements. Le bras est écarté du tronc de quatre centimètres environ, ne peut être ni rapproché, ni écarté. Aucun mouvement de rotation. En somme, abolition complète des mouvements de l'articulation scapulo-humérale. Les mouvements se passent dans l'articulation sterno-claviculaire; ils se font en masse. Si l'on explore l'articulation au point de vue des mouvements qu'elle aurait pu conserver, on n'en constate aucun: de plus on détermine de très-vives douleurs, et la pointe de l'omoplate saisie entre les doigts est entrainée aussitôt que le membre commence à se mouvoir, aulieu de ne l'être qu'à partir de 45°.

Obs. XIV. (Personnelle.) Arthrite fongueuse de l'épaule droite.

X..., journalier, 18 ans, entre à l'hôpital Saint-Antoine le 13 novembre 1874, salle Saint-Joseph , lit 40, service de M. Duplay. Scrofuleux. Gourme jusqu'à l'âge de 10 ans.

Il y a quatre ans a ressenti sans cause appréciable, des douleurs dans l'épaule droite. Mouvements douloureux, mais possibles: Il existait de la gêne. Le mouvement d'élévation seul était limité. Il y a trois semaines, a éprouvé de la douleur, et s'est trouvé dans l'impossibilité d'élever le bras. Depuis ce jour les mouvements sont de plus en plus difficiles et restreints, et le malade est arrivé à ne plus pouvoir se servir de son bras.

Etat actuel. — Le 14. Le moignon de l'épaule est un peu plus volumineux à droite qu'à gauche, le bras est écarté du tronc. Le creux sous-claviculaire, très-prononcé à gauche, est effacé du côté malade, il en est de même du creux sus-claviculaire. Le sillon clavi-axillaire a disparu. La paroi antérieure du creux axillaire est plus saillante que celle du côté opposé. La paroi postérieure est également plus volumineuse. La partie supérieure de l'épaule est arrondie, creux axillaire moins prononcé: En somme l'épaule est déformée, plus volumineuse et présente la forme dite épaule en *gigot*. Le Bras est atrophié.

La pression est douloureuse dans le sillon qui sépare le grand pectoral du deltoïde, et dans tous les points où l'on explore le plus directement l'articulation. On constate également de la tension des parties molles de toute cette région.

Les mouvements spontanés sont possibles, mais très-limités. Impossibilité d'atteindre l'épaule opposée, ne peut porter la main à son rachis : aucun mouvement de rotation. Le mouvement d'abduction qui semble exister encore, ne se passe point dans l'articulation de l'épaule. Impossibilité au malade de rapprocher le coude du tronc. Dans tous ces mouvements, l'épaule se meut en masse.

Si l'on cherche à communiquer des mouvements, on constate que l'articulation est à peu près ankylosée, et l'omoplate est toujours entraînée dès le début. Mouvement de sonnette complet.

OBS. XV. (Personnelle.) Ostéo-périostite guérie, de l'extrémité supérieure gauche, compliquée de périarthrite.

Brun Marie 16 ans, couturière, entre le 20 novembre 1874, à l'hôpital Saint-Antoine, salle Sainte-Marthe, lit 16, service de M. Duplay.

Il y a cinq ans, la malade a fait une chute sur l'épaule gauche, d'une hauteur de deux mètres environ : Légère douleur, aucun soin, a continué à travailler, bien que les mouvements fussent limités et pénibles. La gêne augmenta pendant l'année qui suivit l'accident. La malade éprouvait des douleurs dans le moignon de l'épaule, douleurs qui s'irradiaient sur le trajet du cubital, partie interne du coude, petit doigt et annulaire. L'épaule est atrophiée considérablement. Saillie de la tête humérale à la région antérieure et dans le creux axillaire. Douleur très-vive en dehors et au-dessous du bord de l'acromion. Atrophie du membre. L'épaule est déformée dans sa totalité.

Les mouvements sont très-limités et douloureux. Le bras ne peut être écarté du tronc qu'à une distance de dix centimètres environ. La projection en avant et en arrière se fait dans la même étendue. Les mouvements de rotation et d'élévation sont impossibles. La malade est très-maigre, ce qui permet de suivre les mouvements de l'omoplate qui n'ont lieu que lorsque le bras est écrarté du tronc, de 15 centimètres environ.

Dans les mouvements communiqués, on arrive à donner au bras un peu plus d'écartement, sans entraîner l'omoplate et sans déterminer de douleur; on atteint à peu près 30 degrés. Au-delà, apparition de la douleur et entraînement de l'omoplate. On arrive cependant à mettre le bras à l'horizontale; mais il y a impossibilité d'élever le membre parallèlement à la tête. Les autres mouvements communiqués s'effectuent dans des limites relatives du côté de l'avant-bras.

Nous trouvons chez cette malade une ostéo-périostite qui est actuellement guérie, et qui a suivi une marche chronique. Cette affection nous est nettement indiquée par les signes que nous avons constatés, volume excessif de la tête, sensibilité à l'exploration. D'un autre côté nous reconnaissons l'existence d'une periarthrite chronique.

Dans ces trois observations, nous sommes en face de lésions articulaires. La scapulalgie nous est révélée par les troubles fonctionnels différents de ceux de la périarthrite, lorsqu'on les examine avec attention. La déformation de l'épaule et les douleurs dans les points où on peut atteindre le plus directement l'articulation.

Obs. XVI. (*Archives de médecine*, octobre, 1874.) Sur le frottement sous-scapulaire. (Terrillon).

Casimir, concierge, âgée de 46 ans. Ce malade fit une chute il y a trois mois sur le moignon de l'épaule. Depuis cette époque, l'articulation est raide, les mouvements sont limités, surtout lorsqu'il veut porter le bras en haut et en arrière. Il s'est aperçu que l'omoplate se déplaçait à chaque mouvement du bras et que depuis quelques jours

il se produisait dans certains mouvements du frottement non douloureux au-dessous de cet os.

Je constate en examinant l'épaule que cet homme est atteint de
l'affection décrite par M. Duplay sous le nom de périarthrite scapulo-
humérale, terminée par une fausse ankylose apparente.

Quand le malade fait des mouvements étendus du bras, l'omoplate
glisse largement sur le thorax ; et dans certaines attitudes, on sent
avec la main appliquée sur l'épaule, et on entend un frottement
caractéristique.

Je n'ai pas eu l'occasion d'observer un fait de ce genre,
mais j'ai dû le relater, puisque l'on peut le constater.
Une ankylose fausse de l'épaule produisant une exagé-
ration des mouvements de l'omoplate peut donc être
cause du frottement sous-scapulaire décrit par M. Terrillon.

Les faits observés par Bromfield, Monteggia, n'ont
pas donné lieu à un développement suffisant pour que
je les cite, bien que je les regarde comme des périar-
thrites, surtout si l'on considère l'étiologie. Mais je dois
citer le fait de Cowper : « Un cas extraordinaire, dit-il,
s'est présenté dans notre pratique ; une femme qui vint
nous consulter trois jours après l'accident, pensait s'être
démis l'épaule en tordant du linge. Elle racontait qu'en
raidissant le bras dans le mouvement de torsion, elle
avait senti dans l'épaule quelque chose qui s'était déplacé. Examen fait de la région, nous constatâmes
qu'il n'y avait point de luxation ; mais observant une
dépression sur la partie externe du muscle deltoïde, et
d'ailleurs la partie inférieure du biceps était rigide, en
même temps que le coude ne pouvait être étendu, nous
soupçonnâmes que le tendon de la longue portion du
biceps avait glissé hors de la coulisse humérale, quoique cependant, nous n'eussions jamais vérifié ce fait.

Le moignon de l'épaule était le siége d'une légère inflammation. La malade s'était servie de son bras quelques instants auparavant : c'est pourquoi nous conseil-
lâmes l'application d'un topique émollient et le repos.
Nous trouvâmes le lendemain ce que nous avions soup-
çonné. Et imprimant au bras des mouvements dans
divers sens, le tendon se remit en place et la malade
recouvra immédiatement l'usage de son membre (*Gazette hebdomadaire*, n° 21, p. 326).

Cette observation est très-claire et permet de conclure
à une périarthrite. On y trouve indiqués nettement
l'étiologie le traitement et la guérison.

Je puis ajouter pour confirmer ce diagnostic, et
cela avec Jarjavay, que : « la luxation simple du long
tendon du muscle biceps brachial n'existe pas, ou du
moins qu'elle n'est pas démontrée. »

SYMPTOMATOLOGIE.

Les symptômes consistent essentiellement dans la
gêne ou l'impossibilité des mouvements de l'épaule
avec ou sans crépitation,

Dans le déplacement de l'omoplate avant que le bras
ait atteint l'horizontale,

Et dans les douleurs provoquées par ces mouvements,
ou par la pression sur certains points déterminés.

Pour examiner les mouvements de l'épaule il est indispensable d'observer le malade déshabillé, et de se
placer derrière lui. On étudie alors les mouvements
spontanés et les mouvements communiqués.

Lorsqu'on dit au malade d'élever son bras, on constate, surtout s'il est maigre, une différence frappante entre le côté sain et le côté malade.

Prenons d'abord le côté sain et fixons les yeux sur l'omoplate ; le bras s'élève lentement jusqu'à l'horizontale, la pointe de l'omoplate ne change pas de place : mais l'élévation continuant, et à partir seulement de l'angle droit, la pointe du scapulum décrit un arc de cercle et se porte en dehors et en avant. Passons au côté malade et faisons le même examen : Jusqu'à 45° le malade exécute le mouvement sans que l'omoplate se déplace, mais au delà, lorsque la douleur n'arrête pas le patient, on voit manifestement cet os venir faire sur la partie latérale du thorax une saillie de plus en plus accentuée.

Lorsque la douleur n'est plus trop forte, si l'on presse vivement le malade pour qu'il continue à élever le bras, et qu'il porte par exemple la main sur la tête ; ce mouvement peut être quelquefois accompli, mais il n'y a, comme je vais le prouver, qu'une apparente conservation de l'abduction de l'articulation scapulo-humérale, ce qui pourrait induire en erreur.

Je signale ici que ce mouvement d'abduction n'est pas toujours possible jusqu'à l'horizontale, que souvent le bras ne peut faire avec le tronc qu'un angle de 60°, 70° ; et de plus que le mouvement en arrière pour porter la main sur la fesse opposée est impossible. A peine parfois, comme cela est relaté dans les observations, le malade peut atteindre le rachis et souvent même il ne peut atteindre avec la main que la fesse correspondante. Quant aux mouvements en avant, par exemple saisir l'oreille du côté sain, ils paraissent plus faciles ; mais il ne faut pas s'y tromper le malade paraissant réussir ; car il incline la tête, si on lui fait exécuter un mouvement de rotation en l'examinant de près, on constate qu'il ne jouit pas plus de la liberté complète de ce mouvement que de celle des autres.

Voyons maintenant ce que nous obtiendrons, en cherchant à nous rendre compte de ces mouvements.

Saisissons pour cela d'une main la pointe de l'omoplate du côté sain, et de l'autre, le bras du même côté en recommandant au malade de ne point contracter ses muscles, ce que l'on obtient assez facilement. Elevons lentement ce bras en ayant soin, soit de maintenir solidement le scapulum avec le pouce et l'index, soit de le fixer en appuyant le doigt sur son bord axillaire, nous arrivons jusqu'à l'horizontale sans que le doigt soit heurté ou entraîné, mais, à partir de cette position, on sent l'omoplate fuir en avant et en dehors.

Procédons de la même façon, du côté malade. Voici ce que nous constatons. A peine l'humérus est-il écarté du tronc, généralement de 45°, on sent que l'omoplate est attirée en dehors, par une force presque irrésistible. Cherchons à retenir le scapulum ? Le malade accuse une douleur assez forte à la face externe du bras, à un ou deux travers de doigt au-dessous de l'acromion et il faut, ou cesser le mouvement d'abduction, ou abandonner l'omoplate qui suit alors l'humérus. La même chose a lieu dans tous les autres mouvements, qu'ils soient spontanés ou communiqués. J'insiste sur ce fait que les mouvements jusqu'à 45° se passent dans l'articulation scapulo-humérale.

Ces symptômes sont communs à la forme aiguë et à la forme chronique.

Arrivons à la douleur : Elle existe dans l'une et l'autre forme de l'affection, mais elle est parfois différente et peut manquer dans la forme chronique. Ainsi dans la forme aiguë on détermine toujours, et par les mouvements et par la pression, une vive douleur à quatre centimètres environ au-dessous de l'extrémité externe de l'acromion ; cette douleur caractéristique est limitée à un point circonscrit, située sur le trajet du nerf circonflexe et due probablement à de la névrite ou à la compression de ce nerf ; elle revêt la forme névralgique, en ce sens qu'elle est limitée juste à un point.

La forme chronique a également sa douleur ; elle peut manquer, mais on la rencontre quand elle existe, au niveau des insertions humérales du deltoïde, au niveau de l'apophyse coracoïde et sur le trajet de la coulisse bicipitale. Je chercherai à rendre compte de ces douleurs de la forme chronique, en traitant de la nature de la maladie.

Il me reste à signaler quelques symptômes qui, pour n'être pas fréquents, n'en présentent pas moins, lorsqu'ils existent, une grande importance.

Deux fois sur dix, dit M. Duplay, j'ai constaté une crépitation plus ou moins forte dans les divers mouvements spontanés ou provoqués de l'épaule ; crépitation dont les malades ont parfaitement conscience, et qu'ils disent souvent avoir éprouvée pendant une certaine période de leur maladie et même alors qu'elle n'existe plus. Cette crépitation est signalée par Jarjavay : elle se manifeste au moment où le bras porté dans l'abduction est assez élevé pour que le trochiter glisse sous le bec acromial. On la produit encore quand le bras est maintenu dans l'horizontale, et qu'on imprime à l'humérus des mouvements de rotation soit en dedans, soit en dehors; c'est-à-dire quand on fait glisser la partie froncée de la bourse séreuse entre l'acromion et le trochiter.

On observe dans la périarthrite chronique, à peu près avec le même degré de fréquence que le symptôme précédent, une attitude vicieuse de l'avant-bras qui reste dans la demi-flexion. Il y a rigidité du muscle biceps huméral, avec sentiment de fatigue au-dessus du pli du coude. Si dans ce cas, on cherche à obtenir de vive force l'extension complète de l'avant-bras, le malade accuse une douleur vive au niveau du pli du coude, et dans l'épaule à un point qui répond assez exactement à l'apohyse coracoïde.

Enfin (obs. VIII), on peut trouver de l'engourdissement, des fourmillements des doigts, de l'œdème, la paralysie radiale et des troubles de la sensibilité et de la motilité dans le bras, l'avant-bras et la main ; troubles dus probablement à la compression des nerfs par du tissu fibreux de nouvelle formation.

J'indique en terminant la symptomatologie, l'aplatissement de la région externe de l'épaule, bien que cette déformation ne soit pas un signe qui appartienne en propre à la maladie, mais une conséquence résultant soit du relâchement dans lequel le malade met son deltoïde, soit de l'inertie fonctionnelle de ce muscle.

DIAGNOSTIC.

Il est d'une importance capitale, puisque l'intervention doit amener la guérison; aussi ai-je placé à côté de mes observations de périarthrite, pour faire saisir la différence, des observations de scapulalgie (obs. XIII),

XIV, XV). J'ai même relaté deux observations de contusion IV, V.

Chez les malades ayant une lésion articulaire(obs. XIII,
XIV, XV, la région de l'épaule est déformée. L'attitude
du membre est caractéristique et importante ; il y a
une légère abduction : on pourrait croire, à première
vue, à une luxation, si l'on ne voyait que la direction
du membre. Cette attitude est fixe ; si on cherche à le
corriger, on n'y parvient pas ou à peine. Examinons les
malades en avant, en arrière et par côté. En avant, au
lieu du creux naturel qui existe au-dessus de la clavicule et de l'apophyse coracoïde, et de l'interstice cellu-
leux qui sépare le deltoïde du grand pectoral ; on a un
effacement, une égalité de niveau et même une saillie.
L'augmentation en hauteur de la paroi antérieure n'est
pas moins apparente. Dans l'observation XV, nous
trouvons la tête humérale augmentée de volume, et déformée par du tissu morbide dans les observations XIII
et XIV.

En dehors, l'épaule a pris un aspect de rotondité.

En arrière, aplatissement (obs. XV ou saillie XIII et
XIV due à l'atrophie des muscles, ou à la production de
fongosités.

Le creux axillaire est déformé, moins prononcé. Les
mouvements spontanés de l'articulation sont presque
complètement abolis, et les mouvements communiqués
se passent dans l'articulation sterno-claviculaire.

En explorant l'articulation de ces malades dans les
points où elle est accessible, sous l'apophyse coracoïde,
en arrière et dans le creux de l'aisselle , on détermine
une assez forte douleur. En somme, dans la scapulalgie
l'épaule est déformée, augmentée de volume et prend

l'aspect d'un cône à base supérieure, plus ou moins arrondie et à sommet tronqué, s'arrêtant au niveau de l'insertion deltoïdienne. Cette forme a été comparée à celle d'un *gigot de mouton*.

Dans la périarthrite, rien de semblable : l'épaule n'est point déformée, si ce n'est parfois un peu d'aplatissement de la région externe. La douleur a son siége sur le trajet du nerf circonflèxe, avec son caractère névralgique ; sur le trajet du tendon de la longue portion du biceps : tous les mouvements sont possibles dans une certaine limite.

Dans le rhumatisme de l'articulation, les malades tiennent leur bras immobile, car le plus petit mouvement détermine de la douleur.

Dans l'arthrite aiguë, on trouve du gonflement, de la douleur, rougeur, gêne des mouvements.

On pourrait avoir affaire à une ankylose fibreuse ayant succédé à une arthrite antérieure, mais en ayant recours au sommeil chloroformique, on constate que l'immobilisation n'est pas due à la contraction des muscles de l'épaule, mais à un obstacle matériel empêchant l'humérus de se mouvoir sur l'omoplate qui est entraînée dès le moindre mouvement.

Dans la contusion simple, l'omoplate ne suit pas l'humérus avant que celui-ci ait atteint l'horizontale, (Obs. 4 et 5.)

On trouve des hygromas dans la bourse sous-acromio-deltoïdienne ; alors la région est déformée, et on peut constater une fluctuation profonde, en plaçant le pouce et l'index d'une main l'un sur la partie antérieure, l'autre sur la partie postérieure du moignon, et en comprimant, perpendiculairement et brusquement avec l'index et le médius de l'autre main, la partie externe et moyenne de la région.

La paralysie, la contraction du deltoïde qui, donnant lieu à une déformation du moignon de l'épaule et à une gêne des mouvements, ne s'accompagnent que de signes négatifs du côté de l'articulation.

PRONOSTIC.

L'affection n'est pas grave. Abandonnée à elle-même, la forme aiguë peut guérir spontanément, mais il peut se former des adhérences anormales, des brides fibreuses qui chaque jour acquerront ou pourront acquérir une résistance de plus en plus forte, dont la conséquence sera la raideur de l'articulation et la difficulté des mouvements. Il en résulte que les muscles qui agissent directement sur la tête de l'humérus, deltoïde, sus-épineux, sous-épineux, ne tardent pas s'atrophier. L'atrophie du deltoïde, qui survient quelquefois spontanément, due peut-être à la compression du nerf circonflexe, est une condition qui retarde la guérison.

Si l'on considère la fonction, le pronostic de la forme chronique est plus défavorable, car c'est alors la pseudo-ankylose. La mobilité de l'omoplate constitue, dans ce cas, une condition avantageuse, puisque l'ankylose de l'articulation scapulo-humérale est une des moins gênantes : les adhérences devenant de plus en plus serrées, l'humérus est pour ainsi dire soudé à l'omoplate, les douleurs cessent et tous les mouvements de l'épaule s'accomplissent aux dépens de l'articulation sterno-claviculaire.

La périarthrite est une affection très-commune. Il ne se passe guère de mois sans qu'on ait l'occasion d'en observer quelques cas à la consultation d'un des grands hôpitaux de Paris.

Les hommes, par suite de leur profession, y sont plutôt prédisposés que les femmes : les travaux des maréchaux, des corroyeurs ; ceux en un mot qui nécessitent des mouvements exagérés et fréquemment répétés de l'épaule, peuvent donner lieu à cette affection. Les contusions, les chutes et la luxation scapulo-humérale sont une cause très-fréquente, et en dernier lieu les lésions de voisinage. (Obs. 10.)

NATURE.

Nous savons que les frottements, les compressions établissent à la longue dans les bourses séreuses, une inflammation chronique qui a pour résultat l'épanchement d'une quantité variable de sérosité et une infiltration de lymphe plastique dans l'épaisseur des parois qui cloisonnent la cavité. Il en résulte que l'intérieur est traversé par des espèces de cordages. D'un autre côté, c'est là un des traits les plus remarquables de la pathologie des bourses séreuses, l'inflammation qui les occupe se propage à la couche cellulaire ambiante. Par suite, l'inflammation passe des parois de la bourse séreuse, aux organes ou au tissu cellulaire qui l'avoisine.

J'ai rencontré plusieurs fois, dit Jarjavay, cette altération de la bourse séreuse sous-acromiale. Les parois sont en même temps sèches, et les toiles celluleuses qui la traversent, généralement minces et souples, présentent une véritable transformation fibreuse. Cette disposition se rencontre assez souvent chez les ouvriers qui exercent habituellement leurs bras dans des travaux pénibles : chez ces ouvriers, il est facile de produire à volonté, en élevant l'humérus dans l'abduction, le bruit de craquement. De là immobilité, soubresaut occasionné par le mouvement d'abduction et qui donne lieu à la sensation de réduction de quelque chose de déplacé.

Voilà la lésion de la périarthrite ; elle ne suppure jamais.

Ces lésions, comme on le conçoit, modifient complétement les conditions normales de l'articulation de l'épaule. La tête humérale ne peut se mouvoir dans la cavité glénoïde qu'en glissant au-dessous du deltoïde et de la voûte acromiale ; si cette dernière condition cesse d'être remplie par suite des lésions précédemment décrites, les mouvements de l'articulation scapulo-humérale deviennent impossibles, et l'humérus faisant corps avec le scapulum, l'entraîne et le fait basculer autour des articulations claviculaires, absolument comme si l'articulation scapulo-humérale était elle-même ankylosée.

Ainsi s'expliquent les troubles que l'on observe dans les mouvements de l'épaule chez les individus atteints de périarthrite scapulo-humérale.

On comprend aussi comment le malade accuse des douleurs, lorsqu'on cherche à empêcher l'omoplate de suivre, et comment ces douleurs siégent principalement au-dessous de l'acromion, ainsi qu'au niveau des insertions humérales du deltoïde.

En effet, les efforts pour faire mouvoir l'humérus sur l'omoplate ont pour conséquence de déterminer des frottements au-dessous de l'acromion, entre des surfaces dépolies, rugueuses, épaissies, et de tirailler les brides et les adhérences fibreuses qui unissent la face profonde du deltoïde à l'extrémité supérieure de l'humérus. La présence de brides fibreuses, irrégulières, l'épaississement, l'induration, le dépolissement rendent parfaitement compte des bruits anormaux et des craquements que l'on perçoit assez souvent lorsqu'on cherche à imprimer des mouvements à l'humérus.

Quant aux douleurs provoquées par la pression, elles me paraissent devoir être rapportées dans certains cas à une véritable névrite du nerf circonflexe résultant de la compression, du tiraillement exercés sur ce nerf par les adhérences et les brides fibreuses. En effet, le siége de la douleur représente souvent assez bien la direction de cette branche nerveuse. On a vu, du reste, chez le sujet dont l'autopsie a été faite par M. Duplay (Obs. 13), les nerfs cubital et brachial cutané interne enveloppés dans une masse de tissus fibreux de nouvelle formation, et présentant des traces évidentes de phlegmasie. Chez ce malade, il existait des douleurs sur le trajet des deux nerfs. Il est probable qu'il en est souvent ainsi pour le nerf circonflexe qui contourne le col de l'humérus et traverse précisément le tissu cellulaire sous-deltoïdien. La flexion et la raideur du coude s'expliquent par l'existence d'adhérences anormales de l'extrémité supérieure du biceps, d'où il résulte que son élongation est sinon impossible, du moins douloureuse.

Enfin, le deltoïde recouvre les muscles biceps et coraco-brachial, dont il est séparé à sa face profonde par un tissu cellulaire extrêmement lâche qui, participant à l'inflammation, peut aussi se transformer en brides fibreuses et former des adhérences entre le deltoïde et le biceps.

J'ai emprunté la plus grande partie de ce qui a trait à la nature de la maladie, au mémoire de M. Duplay.

TRAITEMENT

La nature de la lésion nous conduit au traitement.

A la forme aiguë on opposera l'immobilisation et les antiphlogistiques, ventouses, sangsues, cataplasmes. La guérison est la règle ; je l'ai constatée chez tous les malades que j'ai observés. Lorsque l'inflammation a disparu, il faut faire faire de la gymnastique à l'articulation ; insister auprès du malade pour qu'il exécute lui-même tous les mouvements et cela dans toute leur étendue. Le malade doit faire cet exercice devant le chirurgien, car la douleur est parfois assez violente, et il ne fait rien. Le malade s'y refusant, le chirurgien doit faire exécuter lui-même ces mouvements, en augmentant graduellement et chaque jour leur étendue ; après huit jours environ, la douleur aura disparu complètement et les mouvements seront redevenus libres, bien qu'il reste quelquefois du craquement. Le chirurgien ne peut rien contre ce bruit dû à l'épaississement des parois de la séreuse, et tout résolutif est inutile.

Le traitement de la forme chronique est tout différent et l'intervention chirurgicale est indispensable ; sans elle, pas de guérison. On le comprend facilement en tenant compte de la force et de la résistance des brides fibreuses qui arrêtent les mouvements de l'humérus ; et il ne faut pas espérer que l'on parviendra à allonger ou à rompre les brides fibreuses, comme on le fait pour les ankyloses fibreuses en général. Mais l'on peut prévenir cette affection : après les contusions de l'épaule, après les luxations surtout, après une affection quelconque susceptible de déterminer une phlegmasie du tissu cellulaire sous-deltoïdien et de la bourse séreuse sous-acromiale ; dès que le gonflement a disparu, il faut de suite faire exécuter au bras des mouvements gradués dans tous les sens, et s'assurer que dans ces mouvements, l'humérus se meut indépendamment de l'omoplate, ou du moins, dans les limites normales. A une autre époque, lorsque des adhérences ou des brides fibreuses se sont formées, il faut de toute nécessité les rompre violemment.

Le chloroforme est un adjuvant indispensable, car il anéantit la douleur et permet de fixer complètement l'omoplate, en supprimant les contractions synergiques des muscles de l'épaule et du bras.

On fixe l'omoplate avec deux alèzes, dont l'une passe transversalement en arrière du tronc, embrasse l'angle inférieur de l'omoplate, tandis que l'autre maintient par son plein le bord supérieur de l'os. On imprime alors des mouvements étendus dans tous les sens et on les répète plusieurs fois. Ces mouvements, qui exigent une certaine vigueur, s'accompagnent presque constamment d'une sensation de déchirure et de craquements violents perceptibles au toucher et à l'oreille. On ne doit interrompre ces mouvements que lorsque le bras joue aisément sur l'omoplate et qu'il ne se produit plus de craquements forts, car il reste souvent, à la suite de cette manœuvre, un peu de crépitation.

Dans aucun cas, cette opération n'est suivie d'accidents ; c'est à peine si la région malade présente quelquefois, le lendemain et le surlendemain, un peu de rougeur et de douleur.

Une fois, cependant, M. Duplay a dû réduire une luxation produite pendant ces manœuvres. C'est un accident contre lequel il est bon d'être prévenu. Mais tout le traitement n'est pas fini là ; et, dès le lendemain, il faut avoir recours aux exercices méthodiques etgré-la dués, massages directs, électricité.

Cette dernière partie du traitement destinée à prévenir la reproduction d'adhérences, à ranimer la contractilité des muscles de l'épaule et rétablir l'intégralit des mouvements, présente une importance capitale. Chaque jour donc, on obligera le malade à se servir de son bras, et après trois semaines, un mois en général, le malade sera guéri complètemeut.

Quelquefois la rupture des adhérences n'est pas complète (Obs. 9),on est alors obligé de recourir à une nouvelle séance, toujours à l'aide du chloroforme.

CONCLUSIONS

La lésion prise pour une luxation de la longue portion du tendon du biceps, a son siége dans la bourse séreuse sous-acromio-deltoïdienne et le tissu cellulaire environnant.

Cette lésion consiste dans un gonflement inflammatoire occasionné par la contusion ou la déchirure de cette bourse séreuse; ou, consécutivement à l'inflammation, dans l'hypertrophie avec induration des parois et transformation des lames celluleuses qui la traversent, ainsi que du tissu cellulaire ambiant.

A. Parent, imprimeur de la Faculté de Médecine, rue M.-le-Prince, 31.